STILUL DE VIAȚĂ VEGAN

2022

REȚETE PENTRU BUNĂSTRAREA DVS. ÎMPĂRĂRĂ BOLI

MIRELA MOCANU

Rezumat

3

Ciuperci Shitake la cuptor cu roşii cherry

ingrediente

1 kilogram de napi, tăiaţi la jumătate

2 linguri ulei de masline extravirgin

1/2 kilogram de ciuperci shitake

8 catei de usturoi nedecojiti

3 linguri de ulei de susan

sare de mare şi piper negru măcinat după gust

1/4 kilogram de roşii cherry

3 linguri de caju prăjite

1/4 de kilogram de spanac, feliat subţire

Preîncălziți cuptorul la 425 de grade F.

Răspândiți cartofii într-o tigaie

Stropiți cu 2 linguri de ulei și coaceți timp de 15 minute, întorcându-le o dată.

Adăugați ciupercile cu tulpina în sus

Adăugați cățeii de usturoi în tigaie și gătiți până se rumenesc ușor

Se condimentează cu 1 lingură de ulei de susan și se condimentează cu sare de mare și piper negru.

Reveniți la cuptor și gătiți timp de 5 minute.

Adăugați roșiile cherry în tigaie.

Inapoi la cuptor si gatiti pana ciupercile s-au inmuiat, timp de 5 min.

Presărați caju peste cartofi și ciuperci.

Serviți cu spanacul.

Păstârnac copt şi ciuperci champignon cu nuci de macadamia

ingrediente

1 kilogram de păstârnac, tăiat la jumătate

2 linguri ulei de masline extravirgin

1/2 kilogram de ciuperci buton

8 catei de usturoi nedecojiti

2 linguri de cimbru proaspăt tocat

1 lingura ulei de masline extravirgin

sare de mare şi piper negru măcinat după gust

1/4 kilogram de roşii cherry

3 linguri de nuci de macadamia prăjite

1/4 de kilogram de spanac, feliat subţire

Preîncălziți cuptorul la 425 de grade F.

Răspândiți păstârnacul într-o tigaie

Stropiți cu 2 linguri de ulei de măsline și gătiți timp de 15 minute, întorcându-le o dată.

Adăugați ciupercile cu tulpina în sus

Adăugați cățeii de usturoi în tigaie și gătiți până se rumenesc ușor

Se presară cu cimbru.

Se condimentează cu 1 lingură de ulei de măsline și se condimentează cu sare de mare și piper negru.

Reveniți la cuptor și gătiți timp de 5 minute.

Adăugați roșiile cherry în tigaie.

Inapoi la cuptor si gatiti pana ciupercile s-au inmuiat, timp de 5 min.

Presărați nucile de macadamia pe cartofi și ciuperci.

Serviți cu spanacul.

Ciuperci la cuptor cu roşii cherry şi nuci de pin

ingrediente

1 kilogram de cartofi, tăiaţi la jumătate

2 linguri ulei de masline extravirgin

1/2 kilogram de ciuperci buton

8 catei de usturoi nedecojiti

2 lingurite chimion

1 lingurita. seminte de anatto

½ linguriţă. piper roşu

1 lingura ulei de masline extravirgin

sare de mare şi piper negru măcinat după gust

1/4 kilogram de roşii cherry

3 linguri de nuci de pin prajite

1/4 de kilogram de spanac, feliat subţire

Preîncălziți cuptorul la 425 de grade F.

Răspândiți cartofii într-o tigaie

Stropiți cu 2 linguri de ulei de măsline și gătiți timp de 15 minute, întorcându-le o dată.

Adăugați ciupercile cu tulpina în sus

Adăugați cățeii de usturoi în tigaie și gătiți până se rumenesc ușor

Stropiți cu chimen, piper cayenne și semințe de anatto.

Se condimentează cu 1 lingură de ulei de măsline și se condimentează cu sare de mare și piper negru.

Reveniți la cuptor și gătiți timp de 5 minute.

Adăugați roșiile cherry în tigaie.

Inapoi la cuptor si gatiti pana ciupercile s-au inmuiat, timp de 5 min.

Presarati nucile de pin peste cartofi si ciuperci.

Serviți cu spanacul.

Cartofi curry la cuptor

INGREDIENTE

1 ½ kg de cartofi, curăţaţi şi tăiaţi în bucăţi de 1 inch

½ ceapă, feliată subţire

cană cu apă

½ cub de legume, maruntit

1 lingura. ulei de măsline extra virgin

½ linguriţă de chimen

½ linguriţă de coriandru măcinat

½ linguriţă de garam masala

½ linguriţă de pudră de ardei iute

piper negru

½ kilogram de spanac proaspăt, tocat grosier

Pune toate ingredientele într-un aragaz lent, cu excepția ultimului.

Acoperiți cu o mână de spanac și umpleți aragazul lent.

Dacă nu le puteți potrivi pe toate deodată, lăsați primul lot să se gătească mai întâi și adăugați mai mult spanac.

Gătiți timp de 3 până la 4 ore la foc mediu până când cartofii sunt moi.

Răzuiți părțile laterale și serviți.

Spanac și păstârnac la cuptor

INGREDIENTE

1 ½ kg de păstârnac, decojit și tăiat în bucăți de 1 inch

½ ceapă roșie, feliată subțire

cană cu apă

½ cub de legume, maruntit

1 lingura. ulei de măsline extra virgin

½ linguriță de chimen

½ linguriță de semințe de anatto

½ linguriță de piper cayenne

½ linguriță de pudră de ardei iute

piper negru

½ kilogram de spanac proaspăt, tocat grosier

Pune toate ingredientele într-un aragaz lent, cu excepția ultimului.

Acoperiți cu o mână de spanac și umpleți aragazul lent.

Dacă nu le puteți potrivi pe toate deodată, lăsați primul lot să se gătească mai întâi și adăugați mai mult spanac.

Gătiți timp de 3 până la 4 ore la foc mediu până când cartofii sunt moi.

Răzuiți părțile laterale și serviți.

Varză prăjită şi cartofi dulci

INGREDIENTE

1 ½ kg de cartofi dulci, decojiţi şi tăiaţi în bucăţi de 1 inch

½ ceapă, feliată subţire

cană cu apă

½ cub de legume, maruntit

1 lingura. ulei de măsline extra virgin

½ linguriţă de chimen

½ lingurita de ardei jalapeno, tocat

½ linguriţă de boia

½ linguriţă de pudră de ardei iute

piper negru

½ kilogram de varză proaspătă, tocată grosier

Pune toate ingredientele într-un aragaz lent, cu excepția ultimului.

Acoperiți cu o mână de kale și umpleți cu aragazul lent.

Dacă nu puteți introduce totul dintr-o dată, lăsați primul lot să se gătească mai întâi și adăugați mai multă varză.

Gătiți timp de 3 până la 4 ore la foc mediu până când cartofii sunt moi.

Răzuiți părțile laterale și serviți.

Nasturel și morcovi la cuptor în stil Sichuan

INGREDIENTE

1 ½ kg de morcovi, curățați și tăiați în bucăți de 1 inch

½ ceapă roșie, feliată subțire

cană cu apă

½ cub de legume, maruntit

1 lingura. ulei de susan

½ linguriță 5 pulbere de condimente chinezești

½ linguriță de boabe de piper Sichuan

½ linguriță de pudră de ardei iute

piper negru

½ kilogram de creson proaspăt, tocat grosier

Pune toate ingredientele într-un aragaz lent, cu excepția ultimului.

Acoperiți cu o mână de nasturel și umpleți aragazul lent.

Dacă nu puteți introduce totul dintr-o dată, lăsați primul lot să se gătească mai întâi și adăugați mai mult nasturel.

Gatiti 3-4 ore la foc mediu pana cand morcovii sunt moi.

Răzuiți părțile laterale și serviți.

Ceapa si napii fripte si condimentate

INGREDIENTE

1 ½ kg de napi, decojiți și tăiați în bucăți de 1 inch

½ ceapă, feliată subțire

cană cu apă

½ cub de legume, maruntit

1 lingura. ulei de măsline extra virgin

½ linguriță de chimen

½ linguriță de semințe de anatto

½ linguriță de piper cayenne

½ lingurita de suc de lamaie

piper negru

½ kilogram de spanac proaspăt, tocat grosier

Pune toate ingredientele într-un aragaz lent, cu excepția ultimului.

Acoperiți cu o mână de spanac și umpleți aragazul lent.

Dacă nu le puteți potrivi pe toate deodată, lăsați primul lot să se gătească mai întâi și adăugați mai mult spanac.

Gătiți timp de 3 până la 4 ore la foc mediu până când legumele rădăcină sunt moi.

Răzuiți părțile laterale și serviți.

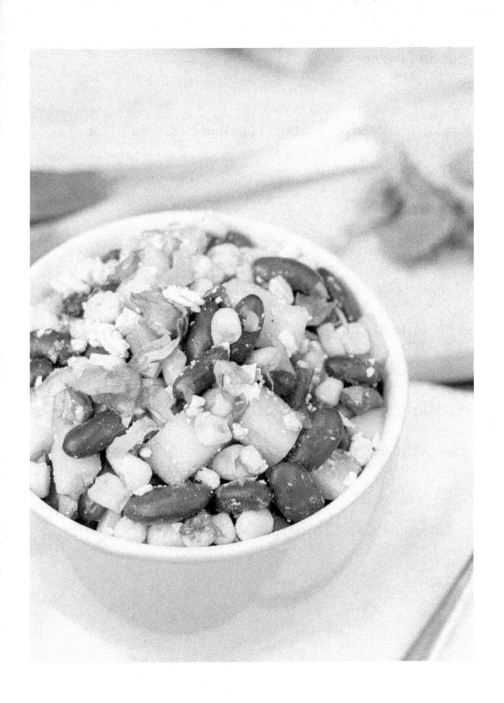

Morcovi curry

INGREDIENTE

1 ½ kg de morcovi, curățați și tăiați în bucăți de 1 inch

½ ceapă, feliată subțire

cană cu apă

½ cub de legume, maruntit

1 lingura. ulei de măsline extra virgin

½ linguriță de chimen

½ linguriță de coriandru măcinat

½ linguriță de garam masala

½ linguriță de pudră de ardei iute

piper negru

½ kilogram de varză proaspătă, tocată grosier

Pune toate ingredientele într-un aragaz lent, cu excepția ultimului.

Acoperiți cu o mână de kale și umpleți cu aragazul lent.

Dacă nu puteți introduce totul dintr-o dată, lăsați primul lot să se gătească mai întâi și adăugați mai multă varză.

Gătiți timp de 3 până la 4 ore la foc mediu până când legumele rădăcină se înmoaie.

Răzuiți părțile laterale și serviți.

Spanac și ceapă prăjite picant

INGREDIENTE

1 ½ kg de morcovi, curățați și tăiați în bucăți de 1 inch

½ ceapă, feliată subțire

cană cu apă

½ cub de legume, maruntit

1 lingura. ulei de măsline extra virgin

½ linguriță de chimen

½ linguriță de semințe de anatto

½ linguriță de piper cayenne

½ lingurita de suc de lamaie

piper negru

½ kilogram de spanac proaspăt, tocat grosier

Pune toate ingredientele într-un aragaz lent, cu excepția ultimului.

Acoperiți cu o mână de spanac și umpleți aragazul lent.

Dacă nu le puteți potrivi pe toate deodată, lăsați primul lot să se gătească mai întâi și adăugați mai mult spanac.

Gătiți timp de 3 până la 4 ore la foc mediu până când legumele rădăcină se înmoaie.

Răzuiți părțile laterale și serviți.

Cartofi Dulci Prăjiți și Spanac

INGREDIENTE

1 ½ kg de cartofi dulci, decojiți și tăiați în bucăți de 1 inch

½ ceapă, feliată subțire

cană cu apă

½ cub de legume, maruntit

2 linguri. unt vegan sau margarina

½ linguriță de ierburi de Provence

½ linguriță de cimbru

½ linguriță de pudră de ardei iute

piper negru

½ kilogram de spanac proaspăt, tocat grosier

Pune toate ingredientele într-un aragaz lent, cu excepția ultimului.

Acoperiți cu o mână de spanac și umpleți aragazul lent.

Dacă nu le puteți potrivi pe toate deodată, lăsați primul lot să se gătească mai întâi și adăugați mai mult spanac.

Gătiți timp de 3 până la 4 ore la foc mediu până când cartofii sunt moi.

Răzuiți părțile laterale și serviți.

Napi prăjiți, ceapă și spanac

INGREDIENTE

1 ½ kg de napi, decojiți și tăiați în bucăți de 1 inch

½ ceapă, feliată subțire

cană cu apă

½ cub de legume, maruntit

1 lingura. ulei de măsline extra virgin

2 lingurite usturoi, tocat

½ lingurita de suc de lamaie

½ linguriță de pudră de ardei iute

piper negru

½ kilogram de spanac proaspăt, tocat grosier

Pune toate ingredientele într-un aragaz lent, cu excepția ultimului.

Acoperiți cu o mână de spanac și umpleți aragazul lent.

Dacă nu le puteți potrivi pe toate deodată, lăsați primul lot să se gătească mai întâi și adăugați mai mult spanac.

Gatiti 3-4 ore la foc mediu pana cand napii sunt moi.

Răzuiți părțile laterale și serviți.

Nasturel si morcovi cu unt vegan prajit

INGREDIENTE

1 ½ kg de morcovi, curățați și tăiați în bucăți de 1 inch

½ ceapă, feliată subțire

cană cu apă

½ cub de legume, maruntit

1 lingura. unt vegan / margarina

1 lingurita de usturoi, tocat

½ linguriță de suc de lămâie

piper negru

½ kilogram de creson proaspăt, tocat grosier

Pune toate ingredientele într-un aragaz lent, cu excepția ultimului.

Acoperiți cu o mână de nasturel și umpleți aragazul lent.

Dacă nu puteți introduce totul dintr-o dată, lăsați primul lot să se gătească mai întâi și adăugați mai mult nasturel.

Gatiti 3-4 ore la foc mediu pana cand morcovii sunt moi.

Răzuiţi părţile laterale şi serviţi.

Broccoli și spanac la cuptor

INGREDIENTE

1 ½ kilograme de buchete de broccoli

½ ceapă, feliată subțire

cană cu apă

½ cub de legume, maruntit

1 lingura. ulei de măsline extra virgin

½ linguriță de chimen

½ linguriță de pudră de ardei iute

piper negru

½ kilogram de spanac proaspăt, tocat grosier

Pune toate ingredientele într-un aragaz lent, cu excepția ultimului.

Acoperiți cu o mână de spanac și umpleți aragazul lent.

Dacă nu le puteți potrivi pe toate deodată, lăsați primul lot să se gătească mai întâi și adăugați mai mult spanac.

Gatiti 3-4 ore la foc mediu pana cand broccoli este moale.

Răzuiți părțile laterale și serviți.

Conopida si ceapa prajite afumate

INGREDIENTE

1 ½ kg de conopidă, decojită şi tăiată în bucăţi de 1 inch

½ ceapă roşie, feliată subţire

cană cu apă

½ cub de legume, maruntit

1 lingura. ulei de măsline extra virgin

½ linguriţă de chimen

½ linguriţă de pudră de ardei iute

piper negru

½ kilogram de spanac proaspăt, tocat grosier

Pune toate ingredientele într-un aragaz lent, cu excepţia ultimului.

Acoperiţi cu o mână de spanac şi umpleţi aragazul lent.

Dacă nu le puteţi potrivi pe toate deodată, lăsaţi primul lot să se gătească mai întâi şi adăugaţi mai mult spanac.

Gătiți timp de 3 până la 4 ore la foc mediu până când cartofii sunt moi.

Răzuiți părțile laterale și serviți.

Sfeclă roşie italiană prăjită şi kale

INGREDIENTE

1 ½ kg de sfeclă, decojită şi tăiată în bucăţi de 1 inch

½ ceapă roşie, feliată subţire

cană cu apă

½ cub de legume, maruntit

1 lingura. ulei de măsline extra virgin

½ linguriţă de dressing italian

piper negru

½ kilogram de varză proaspătă, tocată grosier

Pune toate ingredientele într-un aragaz lent, cu excepţia ultimului.

Acoperiţi cu o mână de kale şi umpleţi cu aragazul lent.

Dacă nu puteţi introduce totul dintr-o dată, lăsaţi primul lot să se gătească mai întâi şi adăugaţi mai multă varză.

Gatiti 3-4 ore la foc mediu pana cand sfecla este moale.

Răzuiți părțile laterale și serviți.

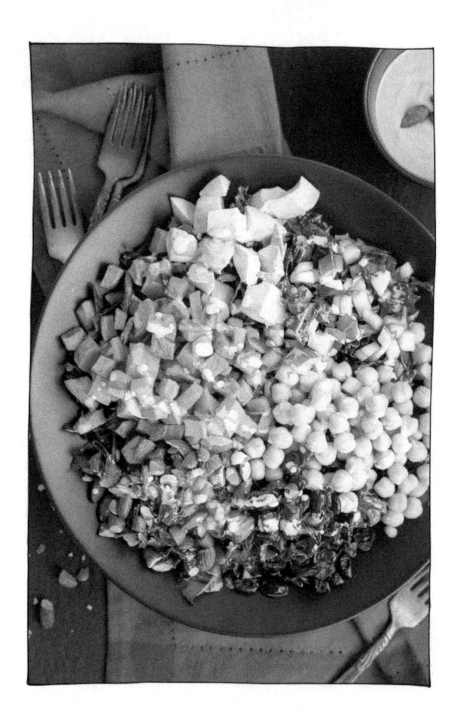

Nasturel si cartofi copti

INGREDIENTE

1 ½ kg de cartofi, curățați și tăiați în bucăți de 1 inch

½ ceapă, feliată subțire

cană cu apă

½ cub de legume, maruntit

1 lingura. ulei de masline

½ linguriță de ghimbir tocat

2 crengute de lemongrass

½ lingurita de ceapa verde, tocata

½ linguriță de pudră de ardei iute

piper negru

½ kilogram de nasturel, tocat grosier

Pune toate ingredientele într-un aragaz lent, cu excepția ultimului.

Acoperiți cu o mână de nasturel și umpleți aragazul lent.

Dacă nu puteți introduce totul dintr-o dată, lăsați primul lot să se gătească mai întâi și adăugați mai mult nasturel.

Gătiți timp de 3 până la 4 ore la foc mediu până când cartofii sunt moi.

Răzuiți părțile laterale și serviți.

Spanac Prăjit Cu Măsline

INGREDIENTE

1 ½ kg de cartofi, curăţaţi şi tăiaţi în bucăţi de 1 inch

½ măsline verzi, feliate subţiri

cană cu apă

½ cub de legume, maruntit

1 lingura. ulei de măsline extra virgin

½ linguriţă de chimen

½ linguriţă de pudră de ardei iute

piper negru

½ kilogram de spanac proaspăt, tocat grosier

Pune toate ingredientele într-un aragaz lent, cu excepția ultimului.

Acoperiți cu o mână de spanac și umpleți aragazul lent.

Dacă nu le puteți potrivi pe toate deodată, lăsați primul lot să se gătească mai întâi și adăugați mai mult spanac.

Gătiți timp de 3 până la 4 ore la foc mediu până când cartofii sunt moi.

Răzuiți părțile laterale și serviți.

Spanac Prăjit Cu Ardei Jalapeno

INGREDIENTE

1 ½ kilograme de buchete de broccoli

½ ceapă, feliată subțire

cană cu apă

½ cub de legume, maruntit

1 lingura. ulei de măsline extra virgin

½ linguriță de chimen

8 ardei jalapeno, tocați mărunt

1 ardei ancho

½ linguriță de pudră de ardei iute

piper negru

½ kilogram de spanac proaspăt, tocat grosier

Pune toate ingredientele într-un aragaz lent, cu excepția ultimului.

Acoperiți cu o mână de spanac și umpleți aragazul lent.

Dacă nu le puteți potrivi pe toate deodată, lăsați primul lot să se gătească mai întâi și adăugați mai mult spanac.

Gatiti 3-4 ore la foc mediu pana cand broccoli este moale.

Răzuiți părțile laterale și serviți.

Curry cu spanac prăjit

INGREDIENTE

1 ½ kg de cartofi, curățați și tăiați în bucăți de 1 inch

½ ceapă, feliată subțire

cană cu apă

½ cub de legume, maruntit

1 lingura. ulei de măsline extra virgin

½ linguriță de chimen

½ linguriță de coriandru măcinat

½ linguriță de garam masala

½ linguriță de pudră de ardei iute

piper negru

½ kilogram de spanac proaspăt, tocat grosier

Pune toate ingredientele într-un aragaz lent, cu excepția ultimului.

Acoperiți cu o mână de spanac și umpleți aragazul lent.

Dacă nu le puteți potrivi pe toate deodată, lăsați primul lot să se gătească mai întâi și adăugați mai mult spanac.

Gătiți timp de 3 până la 4 ore la foc mediu până când cartofii sunt moi.

Răzuiți părțile laterale și serviți.

Varza de fasole thailandeză picante la cuptor

INGREDIENTE

1 ½ kg de bucheţe de conopidă, albite (muiate în apă clocotită şi apoi scufundate în apă cu gheaţă)

½ cană de muguri de fasole, clătiţi

½ cană de apă

½ cub de legume, maruntit

1 lingura. ulei de susan

½ linguriţă de pastă de chili thailandez

½ linguriţă de sos Sriracha fierbinte

½ linguriţă de pudră de ardei iute

2 ardei iute thailandezi de pasăre, tocate

piper negru

½ kilogram de spanac proaspăt, tocat grosier

Pune toate ingredientele într-un aragaz lent, cu excepția ultimului.

Acoperiți cu o mână de spanac și umpleți aragazul lent.

Dacă nu le puteți potrivi pe toate deodată, lăsați primul lot să se gătească mai întâi și adăugați mai mult spanac.

Gătiți timp de 3 până la 4 ore la foc mediu până când cartofii sunt moi.

Răzuiți părțile laterale și serviți.

Spanac picant şi napi din Sichuan

INGREDIENTE

1 ½ kg de napi, decojiţi şi tăiaţi în bucăţi de 1 inch

½ ceapă, feliată subţire

cană cu apă

½ cub de legume, maruntit

1 lingura. ulei de susan

½ lingurita de pasta de ardei usturoi

½ linguriţă de boabe de piper Sichuan

1 stea de anason

2 ardei iute thailandezi de pasăre, tocate

piper negru

½ kilogram de spanac proaspăt, tocat grosier

Pune toate ingredientele într-un aragaz lent, cu excepția ultimului.

Acoperiți cu o mână de spanac și umpleți aragazul lent.

Dacă nu le puteți potrivi pe toate deodată, lăsați primul lot să se gătească mai întâi și adăugați mai mult spanac.

Gatiti 3-4 ore la foc mediu pana cand napii sunt moi.

Răzuiți părțile laterale și serviți.

Nasturel thailandez Morcovi si ceapa

INGREDIENTE

1 ½ kg de morcovi, curățați și tăiați în bucăți de 1 inch

½ ceapă, feliată subțire

cană cu apă

½ cub de legume, maruntit

1 lingura. ulei de măsline extra virgin

1 lingura. ulei de susan

½ linguriță de pastă de chili thailandez

½ linguriță de sos Sriracha fierbinte

½ linguriță de pudră de ardei iute

2 ardei iute thailandezi de pasăre, tocate

piper negru

½ kilogram de nasturel, tocat grosier

Pune toate ingredientele într-un aragaz lent, cu excepția ultimului.

Acoperiți cu o mână de nasturel și umpleți aragazul lent.

Dacă nu puteți introduce totul dintr-o dată, lăsați primul lot să se gătească mai întâi și adăugați mai mult nasturel.

Gatiti 3-4 ore la foc mediu pana cand morcovii sunt moi.

Răzuiți părțile laterale și serviți.

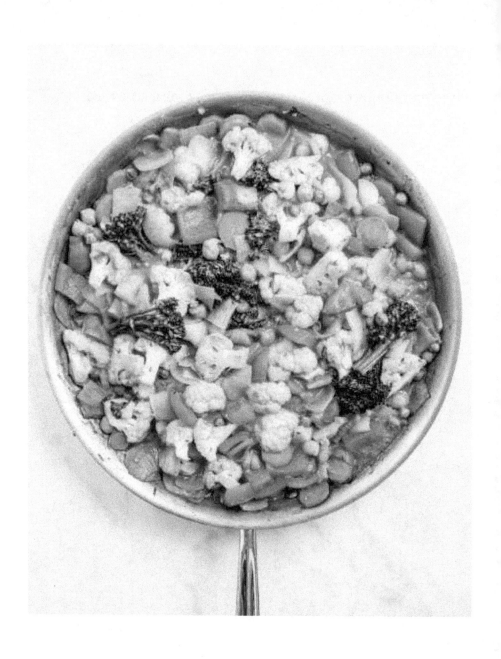

Igname prăjite și cartofi dulci

INGREDIENTE

½ kilogram de igname violet, decojit și tăiat în bucăți de 1 inch

1 kilogram de cartof dulce, decojit și tăiat în bucăți de 1 inch

½ ceapă, feliată subțire

cană cu apă

½ cub de legume, maruntit

1 lingura. ulei de măsline extra virgin

piper negru

½ kilogram de spanac proaspăt, tocat grosier

Pune toate ingredientele într-un aragaz lent, cu excepția ultimului.

Acoperiți cu o mână de spanac și umpleți aragazul lent.

Dacă nu le puteți potrivi pe toate deodată, lăsați primul lot să se gătească mai întâi și adăugați mai mult spanac.

Gătiți timp de 3 până la 4 ore la foc mediu până când cartofii sunt moi.

Răzuiți părțile laterale și serviți.

Igname albă la cuptor şi cartofi

INGREDIENTE

1/2 kilograme de cartofi, curăţaţi şi tăiaţi în bucăţi de 1 inch

½ kg de igname albă, decojită şi tăiată în bucăţi de 1 inch

1/2 kilograme de morcovi, curăţaţi şi tăiaţi în bucăţi de 1 inch

½ ceapă roşie, feliată subţire

cană cu apă

½ cub de legume, maruntit

1 lingura. ulei de măsline extra virgin

½ linguriţă de chimen

½ linguriţă de coriandru măcinat

½ linguriţă de garam masala

½ linguriţă de piper cayenne

piper negru

½ kilogram de spanac proaspăt, tocat grosier

Pune toate ingredientele într-un aragaz lent, cu excepția ultimului.

Acoperiți cu o mână de spanac și umpleți aragazul lent.

Dacă nu le puteți potrivi pe toate deodată, lăsați primul lot să se gătească mai întâi și adăugați mai mult spanac.

Gătiți timp de 3 până la 4 ore la foc mediu până când cartofii sunt moi.

Răzuiți părțile laterale și serviți.

pastarnac si napi maghiari

INGREDIENTE

1/2 kilogram de napi, decojiți și tăiați în bucăți de 1 inch

1/2 kilogram de morcovi, curățați și tăiați în bucăți de 1 inch

1/2 kg păstârnac, decojit și tăiat în bucăți de 1 inch

½ ceapă roșie, feliată subțire

cană cu apă

½ cub de legume, maruntit

1 lingura. ulei de măsline extra virgin

½ linguriță de boia de ardei praf

½ linguriță. praf de ardei iute

piper negru

½ kilogram de spanac proaspăt, tocat grosier

Pune toate ingredientele într-un aragaz lent, cu excepția ultimului.

Acoperiți cu o mână de spanac și umpleți aragazul lent.

Dacă nu le puteți potrivi pe toate deodată, lăsați primul lot să se gătească mai întâi și adăugați mai mult spanac.

Gatiti 3-4 ore la foc mediu pana cand napii sunt moi.

Răzuiți părțile laterale și serviți.

Spanac simplu copt

INGREDIENTE

1 ½ kg de broccoli, decojit şi tăiat în bucăţi de 1 inch

½ ceapă roşie, feliată subţire

ceasca de bulion de legume

1 lingura. ulei de măsline extra virgin

½ linguriţă de dressing italian

½ linguriţă de pudră de ardei iute

piper negru

½ kilogram de spanac proaspăt, tocat grosier

Pune toate ingredientele într-un aragaz lent, cu excepţia ultimului.

Acoperiţi cu o mână de spanac şi umpleţi aragazul lent.

Dacă nu le puteţi potrivi pe toate deodată, lăsaţi primul lot să se gătească mai întâi şi adăugaţi mai mult spanac.

Gatiti 3-4 ore la foc mediu pana cand broccoli este moale.

Răzuiți părțile laterale și serviți.

Spanac și morcovi copți din Asia de Sud-Est

INGREDIENTE

1/2 kilogram de napi, decojiți și tăiați în bucăți de 1 inch

1/2 kilogram de morcovi, curățați și tăiați în bucăți de 1 inch

1/2 kg păstârnac, decojit și tăiat în bucăți de 1 inch

½ ceapă roșie, feliată subțire

½ cană de bulion de legume

1 lingura. ulei de măsline extra virgin

½ linguriță de ghimbir tocat

2 tulpini de lemongrass

8 catei de usturoi, tocati

piper negru

½ kilogram de spanac proaspăt, tocat grosier

Pune toate ingredientele într-un aragaz lent, cu excepția ultimului.

Acoperiți cu o mână de spanac și umpleți aragazul lent.

Dacă nu le puteți potrivi pe toate deodată, lăsați primul lot să se gătească mai întâi și adăugați mai mult spanac.

Gatiti 3-4 ore la foc mediu pana cand napii sunt moi.

Răzuiți părțile laterale și serviți.

Varză şi varză de Bruxelles prăjită

INGREDIENTE

1 ½ kg de varză de Bruxelles, decojită şi tăiată în bucăţi de 1 inch

½ ceapă roşie, feliată subţire

cană cu apă

½ cub de legume, maruntit

1 lingura. ulei de măsline extra virgin

½ linguriţă de pudră de ardei iute

piper negru

½ kilogram de varză, tocată grosier

Pune toate ingredientele într-un aragaz lent, cu excepţia ultimului.

Acoperiţi cu o mână de kale şi umpleţi cu aragazul lent.

Dacă nu puteţi introduce totul dintr-o dată, lăsaţi primul lot să se gătească mai întâi şi adăugaţi mai multă varză.

Gatiti 3 ore la foc mediu pana cand varza de Bruxelles se inmoaie.

Răzuiți părțile laterale și serviți.

Spanac cu curry și cartofi

INGREDIENTE

1 ½ kg de cartofi, curățați și tăiați în bucăți de 1 inch

½ ceapă, feliată subțire

cană cu apă

½ cub de legume, maruntit

1 lingura. ulei de măsline extra virgin

½ linguriță de chimen

½ linguriță de coriandru măcinat

½ linguriță de garam masala

½ linguriță de pudră de ardei iute

piper negru

½ kilogram de spanac proaspăt, tocat grosier

Pune toate ingredientele într-un aragaz lent, cu excepția ultimului.

Acoperiți cu o mână de spanac și umpleți aragazul lent.

Dacă nu le puteți potrivi pe toate deodată, lăsați primul lot să se gătească mai întâi și adăugați mai mult spanac.

Gătiți timp de 3 până la 4 ore la foc mediu până când cartofii sunt moi.

Răzuiți părțile laterale și serviți.

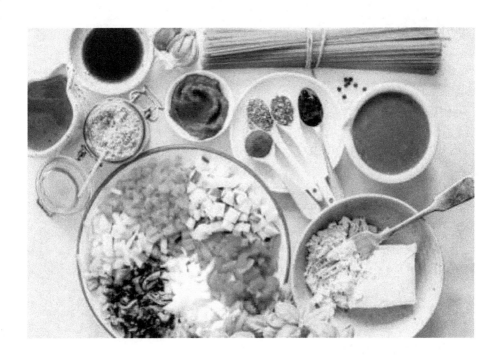

Curry de cartofi dulci și kale

INGREDIENTE

1 ½ kg de cartofi dulci, decojiți și tăiați în bucăți de 1 inch

½ ceapă, feliată subțire

cană cu apă

½ cub de legume, maruntit

1 lingura. ulei de măsline extra virgin

½ linguriță de chimen

½ linguriță de coriandru măcinat

½ linguriță de garam masala

½ linguriță de pudră de ardei iute

piper negru

½ kilogram de varză, tocată grosier

Pune toate ingredientele într-un aragaz lent, cu excepția ultimului.

Acoperiți cu o mână de kale și umpleți cu aragazul lent.

Dacă nu puteți introduce totul dintr-o dată, lăsați primul lot să se gătească mai întâi și adăugați mai multă varză.

Gătiți timp de 3 până la 4 ore la foc mediu până când cartofii dulci se înmoaie.

Răzuiți părțile laterale și serviți.

Jalapeno Nasturel şi păstârnac

INGREDIENTE

1 ½ kg de păstârnac, decojit şi tăiat în bucăţi de 1 inch

½ ceapă roşie, feliată subţire

cană cu apă

½ cub de legume, maruntit

1 lingura. ulei de măsline extra virgin

½ linguriţă de chimen

½ lingurita de ardei jalapeno, tocat

1 ardei ancho, tocat

piper negru

½ kilogram de nasturel, tocat grosier

Pune toate ingredientele într-un aragaz lent, cu excepţia ultimului.

Acoperiţi cu o mână de spanac şi umpleţi aragazul lent.

Dacă nu le puteţi potrivi pe toate deodată, lăsaţi primul lot să se gătească mai întâi şi adăugaţi mai mult spanac.

Gătiți timp de 3 până la 4 ore la foc mediu până când păstârnacul este moale.

Răzuiți părțile laterale și serviți.

Nasturel si broccoli in sos de chili si usturoi

INGREDIENTE

1 ½ kg de morcovi, curățați și tăiați în bucăți de 1 inch

1/2 kilogram de broccoli, decojit și tăiat în bucăți de 1 inch

½ ceapă, feliată subțire

cană cu apă

½ cub de legume, maruntit

1 lingura. ulei de susan

½ linguriță de sos de usturoi și ardei

½ linguriță. suc de lămâie

½ linguriță. ceapa verde tocata

piper negru

½ kilogram de nasturel, tocat grosier

Pune toate ingredientele într-un aragaz lent, cu excepția ultimului.

Acoperiți cu o mână de nasturel și umpleți aragazul lent.

Dacă nu puteți introduce totul dintr-o dată, lăsați primul lot să se gătească mai întâi și adăugați mai mult nasturel.

Gatiti 3-4 ore la foc mediu pana cand morcovii sunt moi.

Răzuiți părțile laterale și serviți.

Varză chinezească picant şi broccoli

INGREDIENTE

1 kilogram de broccoli, decojit şi tăiat în bucăți de 1 inch

1/2 kilogram de ciuperci champignon, feliate

½ ceapă, feliată subțire

cană cu apă

½ cub de legume, maruntit

1 lingura. ulei de susan

½ linguriță de pudră chinezească cu cinci condimente

½ linguriță de boabe de piper Sichuan

½ linguriță de pudră de ardei iute

piper negru

½ kilogram de bok choy, tocat grosier

Pune toate ingredientele într-un aragaz lent, cu excepția ultimului.

Acoperiți cu o mână de bok choy și umpleți aragazul lent.

Dacă nu puteți introduce totul dintr-o dată, lăsați primul lot să se gătească mai întâi și adăugați mai mult bok choy.

Gatiti 3-4 ore la foc mediu pana cand broccoli este moale.

Răzuiți părțile laterale și serviți.

Spanac și ciuperci Shitake

INGREDIENTE

1 ½ kg de conopidă, decojită și tăiată în bucăți de 1 inch

½ kilogram de ciuperci shitake, feliate

½ ceapă roșie, feliată subțire

ceasca de bulion de legume

2 linguri. ulei din semințe de susan

½ linguriță de oțet

½ linguriță de usturoi, tocat

piper negru

½ kilogram de spanac proaspăt, tocat grosier

Pune toate ingredientele într-un aragaz lent, cu excepția ultimului.

Acoperiți cu o mână de spanac și umpleți aragazul lent.

Dacă nu le puteți potrivi pe toate deodată, lăsați primul lot să se gătească mai întâi și adăugați mai mult spanac.

Gatiti 3-4 ore la foc mediu pana conopida devine moale.

Răzuiți părțile laterale și serviți.

Spanac și cartofi cu pesto

INGREDIENTE

1 ½ kg de cartofi, curățați și tăiați în bucăți de 1 inch

½ ceapă, feliată subțire

ceasca de bulion de legume

1 lingura. ulei de măsline extra virgin

2 linguri. Sos pesto

piper negru

½ kilogram de spanac proaspăt, tocat grosier

Pune toate ingredientele într-un aragaz lent, cu excepția ultimului.

Acoperiți cu o mână de spanac și umpleți aragazul lent.

Dacă nu le puteți potrivi pe toate deodată, lăsați primul lot să se gătească mai întâi și adăugați mai mult spanac.

Gătiți timp de 3 până la 4 ore la foc mediu până când cartofii sunt moi.

Răzuiți părțile laterale și serviți.

Cartofi dulci cu curry şi varză verde

INGREDIENTE

1 ½ kg de cartofi dulci, decojiți şi tăiați în bucăți de 1 inch

½ ceapă, feliată subțire

ceasca de bulion de legume

1 lingura. ulei de măsline extra virgin

2 linguri. pudră de curry roşu

piper negru

½ kilogram de varză proaspătă, tocată grosier

Pune toate ingredientele într-un aragaz lent, cu excepția ultimului.

Acoperiți cu o mână de varză şi umpleți aragazul lent.

Dacă nu puteți introduce totul dintr-o dată, lăsați primul lot să se gătească mai întâi şi adăugați mai multe varză.

Gătiți timp de 3 până la 4 ore la foc mediu până când cartofii dulci se înmoaie.

Răzuiți părțile laterale și serviți.

Blaturi de napi şi napi cu pesto

INGREDIENTE

1 ½ kg de napi, decojiţi şi tăiaţi în bucăţi de 1 inch

½ ceapă, feliată subţire

ceasca de bulion de legume

1 lingura. ulei de măsline extra virgin

2 linguri. Sos pesto

piper negru

½ kilogram de verdeaţă de nap proaspătă, tocată grosier

Pune toate ingredientele într-un aragaz lent, cu excepţia ultimului.

Ornaţi cu o mână de verdeaţă de napi şi umpleţi aragazul lent.

Dacă nu puteţi încadra totul dintr-o dată, lăsaţi primul lot să se gătească mai întâi şi adăugaţi mai multe verdeaţă de napi.

Gatiti 3-4 ore la foc mediu pana cand napii sunt moi.

Răzuiţi părţile laterale şi serviţi.

Chard și Morcovi cu Pesto

INGREDIENTE

1 ½ kg de morcovi, curățați și tăiați în bucăți de 1 inch

½ ceapă roșie, feliată subțire

ceasca de bulion de legume

2 linguri. ulei de măsline extra virgin

3 linguri. Sos pesto

piper negru

½ kilogram de sfeclă proaspătă, tocată grosier

Pune toate ingredientele într-un aragaz lent, cu excepția ultimului.

Acoperiți cu o mână de mătg și umpleți aragazul lent.

Dacă nu reușiți să introduceți totul dintr-o dată, lăsați primul lot să se gătească mai întâi și adăugați mai multă smog.

Gatiti 3-4 ore la foc mediu pana cand morcovii sunt moi.

Răzuiți părțile laterale și serviți.

Varză chinezească și morcovi în sos de chilli și usturoi

INGREDIENTE

1 ½ kg de morcovi, curățați și tăiați în bucăți de 1 inch

½ ceapă, feliată subțire

ceasca de bulion de legume

1 lingura. ulei de susan

4 catei de usturoi, tocati

2 linguri. sos chili usturoi

piper negru

½ kilogram de Bok Choy proaspăt, tocat grosier

Pune toate ingredientele într-un aragaz lent, cu excepția ultimului.

Acoperiți cu o mână de Bok Choy și umpleți aragazul lent.

Dacă nu puteți încadra totul dintr-o dată, lăsați primul lot să gătească mai întâi și adăugați mai mult Bok Choy.

Gatiti 3-4 ore la foc mediu pana cand morcovii sunt moi.

Răzuiți părțile laterale și serviți.

Blaturi de napi și păstârnac fierte la foc lent

INGREDIENTE

1 ½ kg de păstârnac, decojit și tăiat în bucăți de 1 inch

½ ceapă, feliată subțire

ceasca de bulion de legume

1 lingura. ulei de măsline extra virgin

piper negru

½ kilogram de verdeață de nap proaspătă, tocată grosier

Pune toate ingredientele într-un aragaz lent, cu excepția ultimului.

Acoperiți cu o mână de spanac și umpleți aragazul lent.

Dacă nu le puteți potrivi pe toate deodată, lăsați primul lot să se gătească mai întâi și adăugați mai mult spanac.

Gătiți timp de 3 până la 4 ore la foc mediu până când cartofii sunt moi.

Răzuiți părțile laterale și serviți.

Varză și broccoli gătite la foc lent

INGREDIENTE

1 ½ kilograme de buchete de broccoli

½ ceapă, feliată subțire

ceasca de bulion de legume

1 lingura. ulei de măsline extra virgin

2 linguri. Sos pesto

piper negru

½ kilogram de varză proaspătă, tocată grosier

Pune toate ingredientele într-un aragaz lent, cu excepția ultimului.

Acoperiți cu o mână de kale și umpleți cu aragazul lent.

Dacă nu puteți introduce totul dintr-o dată, lăsați primul lot să se gătească mai întâi și adăugați mai multă varză.

Gatiti 3-4 ore la foc mediu pana cand buchetele de broccoli sunt moi.

Răzuiți părțile laterale și serviți.

Andive și morcovi fierți cu pesto

INGREDIENTE

1 ½ kg de morcovi, curățați și tăiați în bucăți de 1 inch

½ ceapă, feliată subțire

ceasca de bulion de legume

1 lingura. ulei de măsline extra virgin

2 linguri. Sos pesto

piper negru

½ kilogram de andive proaspete, tocate grosier

Pune toate ingredientele într-un aragaz lent, cu excepția ultimului.

Acoperiți cu o mână de andive și umpleți aragazul lent.

Dacă nu le puteți potrivi pe toate odată, lăsați primul lot să se gătească mai întâi și adăugați mai multă andive.

Gatiti 3-4 ore la foc mediu pana cand morcovii sunt moi.

Răzuiți părțile laterale și serviți.

Salată romană și varză de Bruxelles la gătire lentă

INGREDIENTE

1 ½ kilograme de varză de Bruxelles

½ ceapă, feliată subțire

ceasca de bulion de legume

1 lingura. ulei de măsline extra virgin

piper negru

½ kilogram de salata romana proaspata, tocata grosier

Pune toate ingredientele într-un aragaz lent, cu excepția ultimului.

Acoperiți cu pumni de salată verde și umpleți aragazul lent.

Dacă nu puteți încadra totul dintr-o dată, lăsați primul lot să se gătească mai întâi și adăugați mai multă salată romană.

Gatiti 3 ore la foc mediu pana cand varza de Bruxelles se inmoaie.

Răzuiți părțile laterale și serviți.

Andive și cartofi fierți încet

INGREDIENTE

1 ½ kg de cartofi, curățați și tăiați în bucăți de 1 inch

½ ceapă, feliată subțire

ceasca de bulion de legume

1 lingura. ulei de măsline extra virgin

1 lingurita. condimente italienesti

piper negru

½ kilogram de andive proaspete, tocate grosier

Pune toate ingredientele într-un aragaz lent, cu excepția ultimului.

Acoperiți cu o mână de spanac și umpleți aragazul lent.

Dacă nu le puteți potrivi pe toate deodată, lăsați primul lot să se gătească mai întâi și adăugați mai mult spanac.

Gătiți timp de 3 până la 4 ore la foc mediu până când cartofii sunt moi.

Răzuiți părțile laterale și serviți.

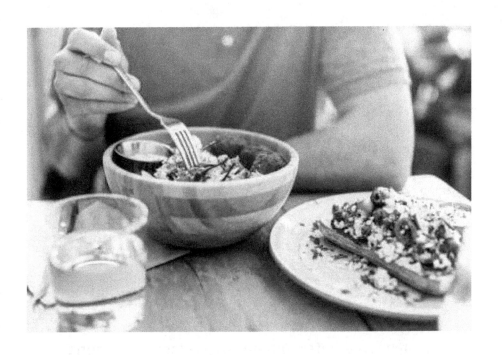

Napi şi napi gătiţi încet cu unt vegan vegan

INGREDIENTE

1 ½ kg de napi, decojiţi şi tăiaţi în bucăţi de 1 inch

½ ceapă, feliată subţire

ceasca de bulion de legume

4 linguri. unt vegan sau margarina

2 linguri. suc de lămâie

3 catei de usturoi, tocati

piper negru

½ kilogram de verdeaţă de nap proaspătă, tocată grosier

Pune toate ingredientele într-un aragaz lent, cu excepţia ultimului.

Se ornează cu o mână de verdeaţă de napi şi se umple cu aragazul lent.

Dacă nu le puteţi potrivi pe toate deodată, lăsaţi primul lot să se gătească mai întâi şi adăugaţi mai multe verdeaţă de napi.

Gatiti 3-4 ore la foc mediu pana cand napii sunt moi.

Răzuiți părțile laterale și serviți.

Varză și păstârnac fierte în unt vegan

INGREDIENTE

1 ½ kg de păstârnac, decojit și tăiat în bucăți de 1 inch

½ ceapă, feliată subțire

ceasca de bulion de legume

4 linguri. unt vegan topit

2 linguri. suc de lămâie

piper negru

½ kilogram de varză proaspătă, tocată grosier

Pune toate ingredientele într-un aragaz lent, cu excepția ultimului.

Acoperiți cu o mână de kale și umpleți cu aragazul lent.

Dacă nu puteți introduce totul dintr-o dată, lăsați primul lot să se gătească mai întâi și adăugați mai multă varză.

Gătiți timp de 3 până la 4 ore la foc mediu până când păstârnacul este moale.

Răzuiți părțile laterale și serviți.

Spanac și morcovi în stil chinezesc fierte lent

INGREDIENTE

1 ½ kg de morcovi, curățați și tăiați în bucăți de 1 inch

½ ceapă, feliată subțire

ceasca de bulion de legume

1 lingura. ulei de susan

2 linguri. sos hoi sin

piper negru

½ kilogram de spanac proaspăt, tocat grosier

Pune toate ingredientele într-un aragaz lent, cu excepția ultimului.

Acoperiți cu o mână de spanac și umpleți aragazul lent.

Dacă nu le puteți potrivi pe toate deodată, lăsați primul lot să se gătească mai întâi și adăugați mai mult spanac.

Gatiti 3-4 ore la foc mediu pana cand morcovii sunt moi.

Răzuiți părțile laterale și serviți.

Varză chinezească și morcovi fierți lent

INGREDIENTE

1 ½ kg de morcovi, curățați și tăiați în bucăți de 1 inch

½ ceapă, feliată subțire

ceasca de bulion de legume

1 lingura. ulei de susan

1 lingura. ulei de rapita

2 linguri. sos hoi sin

piper negru

½ kilogram de Bok Choy proaspăt, tocat grosier

Pune toate ingredientele într-un aragaz lent, cu excepția ultimului.

Acoperiți cu o mână de bok choy și umpleți aragazul lent.

Dacă nu puteți introduce totul dintr-o dată, lăsați primul lot să se gătească mai întâi și adăugați mai mult bok choy.

Gatiti 3-4 ore la foc mediu pana cand morcovii sunt moi.

Răzuiți părțile laterale și serviți.

Microlegume și cartofi cu gătire lentă

INGREDIENTE

1 ½ kg de cartofi, curățați și tăiați în bucăți de 1 inch

½ ceapă, feliată subțire

ceasca de bulion de legume

2 linguri. ulei de măsline extra virgin

1 lingurita. seminte de anatto

1 lingurita. chimion

1 lingurita. suc de lămâie

piper negru

½ kilogram de micro legume proaspete, tocate grosier

Pune toate ingredientele într-un aragaz lent, cu excepția ultimului.

Acoperiți cu o mână de micro legume și umpleți aragazul lent.

Dacă nu le puteți potrivi pe toate deodată, lăsați primul lot să se gătească mai întâi și adăugați mai multe microverduri.

Gătiți timp de 3 până la 4 ore la foc mediu până când cartofii sunt moi.

Răzuiți părțile laterale și serviți.

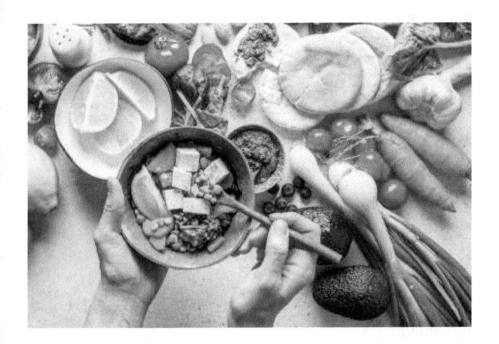

Legume şi cartofi fierţi lent

INGREDIENTE

1 ½ kg de cartofi dulci, decojiţi şi tăiaţi în bucăţi de 1 inch

½ ceapă, feliată subţire

ceasca de bulion de legume

1 lingura. ulei de măsline extra virgin

2 linguri. Sos pesto

piper negru

½ kilogram de varză proaspătă, tocată grosier

Pune toate ingredientele într-un aragaz lent, cu excepţia ultimului.

Acoperiţi cu o mână de varză şi umpleţi aragazul lent.

Dacă nu puteţi introduce totul dintr-o dată, lăsaţi primul lot să se gătească mai întâi şi adăugaţi mai multe varză.

Gătiți timp de 3 până la 4 ore la foc mediu până când cartofii dulci se înmoaie.

Răzuiți părțile laterale și serviți.

Varză mov şi cartofi fierţi încet

INGREDIENTE

1 ½ kg de cartofi, curăţaţi şi tăiaţi în bucăţi de 1 inch

½ ceapă, feliată subţire

ceasca de bulion de legume

1 lingura. ulei de măsline extra virgin

piper negru

½ kilogram de varză mov proaspătă, tocată grosier

Pune toate ingredientele într-un aragaz lent, cu excepţia ultimului.

Acoperiţi cu o mână de varză violetă şi umpleţi aragazul lent.

Dacă nu puteţi introduce totul dintr-o dată, lăsaţi primul lot să se gătească mai întâi şi adăugaţi mai multă varză mov.

Gătiţi timp de 3 până la 4 ore la foc mediu până când cartofii sunt moi.

Răzuiţi părţile laterale şi serviţi.

Varză și morcovi fierte lent

INGREDIENTE

1 ½ kg de morcovi, curățați și tăiați în bucăți de 1 inch

½ ceapă, feliată subțire

ceasca de bulion de legume

1 lingura. ulei de măsline extra virgin

piper negru

½ kilogram de varză proaspătă, tocată grosier

Pune toate ingredientele într-un aragaz lent, cu excepția ultimului.

Acoperiți cu o mână de varză și umpleți aragazul lent.

Dacă nu puteți introduce totul dintr-o dată, lăsați primul lot să se gătească mai întâi și adăugați mai multă varză.

Gatiti 3-4 ore la foc mediu pana cand morcovii sunt moi.

Răzuiți părțile laterale și serviți.

Andive fierte lent în sos pesto

INGREDIENTE

1 ½ kg de cartofi, curățați și tăiați în bucăți de 1 inch

½ ceapă, feliată subțire

ceasca de bulion de legume

1 lingura. ulei de măsline extra virgin

2 linguri. Sos pesto

piper negru

½ kilogram de andive proaspete, tocate grosier

Pune toate ingredientele într-un aragaz lent, cu excepția ultimului.

Acoperiți cu o mână de andive și umpleți aragazul lent.

Dacă nu le puteți potrivi pe toate odată, lăsați primul lot să se gătească mai întâi și adăugați mai multă andive.

Gătiți timp de 3 până la 4 ore la foc mediu până când cartofii sunt moi.

Răzuiți părțile laterale și serviți.

Blaturi de nap fierte lent cu pesto

INGREDIENTE

1 ½ kg de cartofi, curățați și tăiați în bucăți de 1 inch

½ ceapă, feliată subțire

ceasca de bulion de legume

1 lingura. ulei de măsline extra virgin

2 linguri. Sos pesto

piper negru

½ kilogram de verdeață de nap proaspătă, tocată grosier

Pune toate ingredientele într-un aragaz lent, cu excepția ultimului.

Se ornează cu o mână de verdeață de napi și se umple cu aragazul lent.

Dacă nu le puteți potrivi pe toate deodată, lăsați primul lot să se gătească mai întâi și adăugați mai multe verdeață de napi.

Gătiți timp de 3 până la 4 ore la foc mediu până când cartofii sunt moi.

Răzuiți părțile laterale și serviți.

Varză chinezească gătită lent în sos de fasole galbenă

INGREDIENTE

1 ½ kg de napi, decojiți și tăiați în bucăți de 1 inch

½ ceapă, feliată subțire

ceasca de bulion de legume

1 lingura. ulei din semințe de susan

2 linguri. ceapa verde tocata, tocata

4 linguri. usturoi, tocat mărunt

2 linguri. Sos chinezesc de fasole galbenă

piper negru

½ kilogram de bok choy proaspăt, tocat grosier

Pune toate ingredientele într-un aragaz lent, cu excepția ultimului.

Acoperiți cu o mână de bok choy și umpleți aragazul lent.

Dacă nu puteți introduce totul dintr-o dată, lăsați primul lot să se gătească mai întâi și adăugați mai mult bok choy.

Gatiti 3-4 ore la foc mediu pana cand napii sunt moi.

Răzuiți părțile laterale și serviți.

Blaturi de napi şi cartofi gătiţi pesto

INGREDIENTE

1 ½ kg de cartofi, curăţaţi şi tăiaţi în bucăţi de 1 inch

½ ceapă, feliată subţire

ceasca de bulion de legume

1 lingura. ulei de măsline extra virgin

2 linguri. Sos pesto

piper negru

½ kilogram de verdeaţă de nap proaspătă, tocată grosier

Pune toate ingredientele într-un aragaz lent, cu excepţia ultimului.

Se ornează cu o mână de verdeaţă de napi şi se umple cu aragazul lent.

Dacă nu le puteţi potrivi pe toate deodată, lăsaţi primul lot să se gătească mai întâi şi adăugaţi mai multe verdeaţă de napi.

Gătiţi timp de 3 până la 4 ore la foc mediu până când cartofii sunt moi.

Răzuiți părțile laterale și serviți.

Ciuperci Shitake la cuptor cu roşii cherry

ingrediente

1 kilogram de napi, tăiaţi la jumătate

2 linguri ulei de masline extravirgin

1/2 kilogram de ciuperci shitake

8 catei de usturoi nedecojiti

3 linguri de ulei de susan

sare de mare şi piper negru măcinat după gust

1/4 kilogram de roşii cherry

3 linguri de caju prăjite

1/4 de kilogram de spanac, feliat subţire

Preîncălziţi cuptorul la 425 de grade F.

Răspândiţi cartofii într-o tigaie

Stropiţi cu 2 linguri de ulei şi coaceţi timp de 15 minute, întorcându-le o dată.

Adăugaţi ciupercile cu tulpina în sus

Adăugaţi căţeii de usturoi în tigaie şi gătiţi până se rumenesc uşor

Se condimentează cu 1 lingură de ulei de susan şi se condimentează cu sare de mare şi piper negru.

Reveniţi la cuptor şi gătiţi timp de 5 minute.

Adăugaţi roşiile cherry în tigaie.

Inapoi la cuptor si gatiti pana ciupercile s-au inmuiat, timp de 5 min.

Presăraţi caju peste cartofi şi ciuperci.

Serviţi cu spanacul.

Păstârnac copt şi ciuperci champignon cu nuci de macadamia

ingrediente

1 kilogram de păstârnac, tăiat la jumătate

2 linguri ulei de masline extravirgin

1/2 kilogram de ciuperci buton

8 catei de usturoi nedecojiti

2 linguri de cimbru proaspăt tocat

1 lingura ulei de masline extravirgin

sare de mare şi piper negru măcinat după gust

1/4 kilogram de roşii cherry

3 linguri de nuci de macadamia prăjite

1/4 de kilogram de spanac, feliat subţire

Preîncălziți cuptorul la 425 de grade F.

Răspândiți păstârnacul într-o tigaie

Stropiți cu 2 linguri de ulei de măsline și gătiți timp de 15 minute, întorcându-le o dată.

Adăugați ciupercile cu tulpina în sus

Adăugați cățeii de usturoi în tigaie și gătiți până se rumenesc ușor

Se presară cu cimbru.

Se condimentează cu 1 lingură de ulei de măsline și se condimentează cu sare de mare și piper negru.

Reveniți la cuptor și gătiți timp de 5 minute.

Adăugați roșiile cherry în tigaie.

Inapoi la cuptor si gatiti pana ciupercile s-au inmuiat, timp de 5 min.

Presărați nucile de macadamia pe cartofi și ciuperci.

Serviți cu spanacul.

Ciuperci la cuptor cu rosii cherry si nuci de pin

ingrediente

1 kilogram de cartofi, tăiați la jumătate

2 linguri ulei de masline extravirgin

1/2 kilogram de ciuperci buton

8 catei de usturoi nedecojiti

2 lingurite chimion

1 lingurita. seminte de anatto

½ linguriță. piper roşu

1 lingura ulei de masline extravirgin

sare de mare şi piper negru măcinat după gust

1/4 kilogram de roşii cherry

3 linguri de nuci de pin prajite

1/4 de kilogram de spanac, feliat subţire

Preîncălziți cuptorul la 425 de grade F.

Răspândiți cartofii într-o tigaie

Stropiți cu 2 linguri de ulei de măsline și gătiți timp de 15 minute, întorcându-le o dată.

Adăugați ciupercile cu tulpina în sus

Adăugați cățeii de usturoi în tigaie și gătiți până se rumenesc ușor

Stropiți cu chimen, piper cayenne și semințe de anatto.

Se condimentează cu 1 lingură de ulei de măsline și se condimentează cu sare de mare și piper negru.

Reveniți la cuptor și gătiți timp de 5 minute.

Adăugați roșiile cherry în tigaie.

Inapoi la cuptor si gatiti pana ciupercile s-au inmuiat, timp de 5 min.

Presarati nucile de pin peste cartofi si ciuperci.

Serviți cu spanacul.

Cartofi curry la cuptor

INGREDIENTE

1 ½ kg de cartofi, curățați și tăiați în bucăți de 1 inch

½ ceapă, feliată subțire

cană cu apă

½ cub de legume, maruntit

1 lingura. ulei de măsline extra virgin

½ linguriță de chimen

½ linguriță de coriandru măcinat

½ linguriță de garam masala

½ linguriță de pudră de ardei iute

piper negru

½ kilogram de spanac proaspăt, tocat grosier

Pune toate ingredientele într-un aragaz lent, cu excepţia ultimului.

Acoperiţi cu o mână de spanac şi umpleţi aragazul lent.

Dacă nu le puteţi potrivi pe toate deodată, lăsaţi primul lot să se gătească mai întâi şi adăugaţi mai mult spanac.

Gătiţi timp de 3 până la 4 ore la foc mediu până când cartofii sunt moi.

Răzuiţi părţile laterale şi serviţi.

Spanac și păstârnac la cuptor

INGREDIENTE

1 ½ kg de păstârnac, decojit și tăiat în bucăți de 1 inch

½ ceapă roșie, feliată subțire

cană cu apă

½ cub de legume, maruntit

1 lingura. ulei de măsline extra virgin

½ linguriță de chimen

½ linguriță de semințe de anatto

½ linguriță de piper cayenne

½ linguriță de pudră de ardei iute

piper negru

½ kilogram de spanac proaspăt, tocat grosier

Pune toate ingredientele într-un aragaz lent, cu excepția ultimului.

Acoperiți cu o mână de spanac și umpleți aragazul lent.

Dacă nu le puteți potrivi pe toate deodată, lăsați primul lot să se gătească mai întâi și adăugați mai mult spanac.

Gătiți timp de 3 până la 4 ore la foc mediu până când cartofii sunt moi.

Răzuiți părțile laterale și serviți.

Varză prăjită și cartofi dulci

INGREDIENTE

1 ½ kg de cartofi dulci, decojiți și tăiați în bucăți de 1 inch

½ ceapă, feliată subțire

cană cu apă

½ cub de legume, maruntit

1 lingura. ulei de măsline extra virgin

½ linguriță de chimen

½ lingurita de ardei jalapeno, tocat

½ linguriță de boia

½ linguriță de pudră de ardei iute

piper negru

½ kilogram de varză proaspătă, tocată grosier

Pune toate ingredientele într-un aragaz lent, cu excepția ultimului.

Acoperiți cu o mână de kale și umpleți cu aragazul lent.

Dacă nu puteți introduce totul dintr-o dată, lăsați primul lot să se gătească mai întâi și adăugați mai multă varză.

Gătiți timp de 3 până la 4 ore la foc mediu până când cartofii sunt moi.

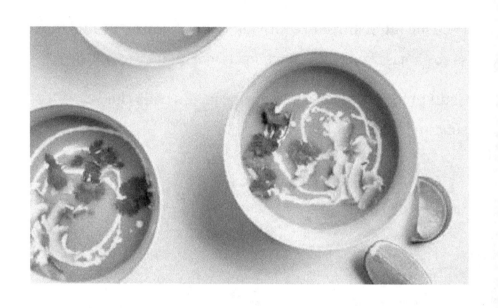

Nasturel și morcovi la cuptor în stil Sichuan

INGREDIENTE

1 ½ kg de morcovi, curățați și tăiați în bucăți de 1 inch

½ ceapă roșie, feliată subțire

cană cu apă

½ cub de legume, maruntit

1 lingura. ulei de susan

½ linguriță 5 pulbere de condimente chinezești

½ linguriță de boabe de piper Sichuan

½ linguriță de pudră de ardei iute

piper negru

½ kilogram de creson proaspăt, tocat grosier

Pune toate ingredientele într-un aragaz lent, cu excepția ultimului.

Acoperiți cu o mână de nasturel și umpleți aragazul lent.

Dacă nu puteți introduce totul dintr-o dată, lăsați primul lot să se gătească mai întâi și adăugați mai mult nasturel.

Gatiti 3-4 ore la foc mediu pana cand morcovii sunt moi.

Ceapa si napii fripte si condimentate

INGREDIENTE

1 ½ kg de napi, decojiți și tăiați în bucăți de 1 inch

½ ceapă, feliată subțire

cană cu apă

½ cub de legume, maruntit

1 lingura. ulei de măsline extra virgin

½ linguriță de chimen

½ linguriță de semințe de anatto

½ linguriță de piper cayenne

½ lingurita de suc de lamaie

piper negru

½ kilogram de spanac proaspăt, tocat grosier

Pune toate ingredientele într-un aragaz lent, cu excepția ultimului.

Acoperiți cu o mână de spanac și umpleți aragazul lent.

Dacă nu le puteți potrivi pe toate deodată, lăsați primul lot să se gătească mai întâi și adăugați mai mult spanac.

Gătiți timp de 3 până la 4 ore la foc mediu până când legumele rădăcină sunt moi.

Morcovi curry

INGREDIENTE

1 ½ kg de morcovi, curățați și tăiați în bucăți de 1 inch

½ ceapă, feliată subțire

cană cu apă

½ cub de legume, maruntit

1 lingura. ulei de măsline extra virgin

½ linguriță de chimen

½ linguriță de coriandru măcinat

½ linguriță de garam masala

½ linguriță de pudră de ardei iute

piper negru

½ kilogram de varză proaspătă, tocată grosier

Pune toate ingredientele într-un aragaz lent, cu excepția ultimului.

Acoperiți cu o mână de kale și umpleți cu aragazul lent.

Dacă nu puteți introduce totul dintr-o dată, lăsați primul lot să se gătească mai întâi și adăugați mai multă varză.

Gătiți timp de 3 până la 4 ore la foc mediu până când legumele rădăcină se înmoaie.

Spanac şi ceapă prăjite picant

INGREDIENTE

1 ½ kg de morcovi, curăţaţi şi tăiaţi în bucăţi de 1 inch

½ ceapă, feliată subţire

cană cu apă

½ cub de legume, maruntit

1 lingura. ulei de măsline extra virgin

½ linguriţă de chimen

½ linguriţă de seminţe de anatto

½ linguriţă de piper cayenne

½ lingurita de suc de lamaie

piper negru

½ kilogram de spanac proaspăt, tocat grosier

Pune toate ingredientele într-un aragaz lent, cu excepția ultimului.

Acoperiți cu o mână de spanac și umpleți aragazul lent.

Dacă nu le puteți potrivi pe toate deodată, lăsați primul lot să se gătească mai întâi și adăugați mai mult spanac.

Gătiți timp de 3 până la 4 ore la foc mediu până când legumele rădăcină se înmoaie.

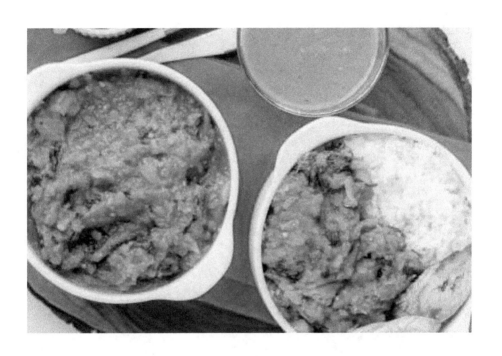

Cartofi Dulci Prăjiți și Spanac

INGREDIENTE

1 ½ kg de cartofi dulci, decojiți și tăiați în bucăți de 1 inch

½ ceapă, feliată subțire

cană cu apă

½ cub de legume, maruntit

2 linguri. unt vegan sau margarina

½ linguriță de ierburi de Provence

½ linguriță de cimbru

½ linguriță de pudră de ardei iute

piper negru

½ kilogram de spanac proaspăt, tocat grosier

Pune toate ingredientele într-un aragaz lent, cu excepția ultimului.

Acoperiți cu o mână de spanac și umpleți aragazul lent.

Dacă nu le puteți potrivi pe toate deodată, lăsați primul lot să se gătească mai întâi și adăugați mai mult spanac.

Gătiți timp de 3 până la 4 ore la foc mediu până când cartofii sunt moi.

Napi prăjiți, ceapă și spanac

INGREDIENTE

1 ½ kg de napi, decojiți și tăiați în bucăți de 1 inch

½ ceapă, feliată subțire

cană cu apă

½ cub de legume, maruntit

1 lingura. ulei de măsline extra virgin

2 lingurite usturoi, tocat

½ lingurita de suc de lamaie

½ linguriță de pudră de ardei iute

piper negru

½ kilogram de spanac proaspăt, tocat grosier

Pune toate ingredientele într-un aragaz lent, cu excepția ultimului.

Acoperiți cu o mână de spanac și umpleți aragazul lent.

Dacă nu le puteți potrivi pe toate deodată, lăsați primul lot să se gătească mai întâi și adăugați mai mult spanac.

Gatiti 3-4 ore la foc mediu pana cand napii sunt moi.

Nasturel si morcovi cu unt vegan prajit

INGREDIENTE

1 ½ kg de morcovi, curățați și tăiați în bucăți de 1 inch

½ ceapă, feliată subțire

cană cu apă

½ cub de legume, maruntit

1 lingura. unt vegan / margarina

1 lingurita de usturoi, tocat

½ linguriță de suc de lămâie

piper negru

½ kilogram de creson proaspăt, tocat grosier

Pune toate ingredientele într-un aragaz lent, cu excepția ultimului.

Acoperiți cu o mână de nasturel și umpleți aragazul lent.

Dacă nu puteți introduce totul dintr-o dată, lăsați primul lot să se gătească mai întâi și adăugați mai mult nasturel.

Gatiti 3-4 ore la foc mediu pana cand morcovii sunt moi.

Broccoli şi spanac la cuptor

INGREDIENTE

1 ½ kilograme de buchete de broccoli

½ ceapă, feliată subţire

cană cu apă

½ cub de legume, maruntit

1 lingura. ulei de măsline extra virgin

½ linguriţă de chimen

½ linguriţă de pudră de ardei iute

piper negru

½ kilogram de spanac proaspăt, tocat grosier

Pune toate ingredientele într-un aragaz lent, cu excepţia ultimului.

Acoperiţi cu o mână de spanac şi umpleţi aragazul lent.

Dacă nu le puteţi potrivi pe toate deodată, lăsaţi primul lot să se gătească mai întâi şi adăugaţi mai mult spanac.

Gatiti 3-4 ore la foc mediu pana cand broccoli este moale.

147

Conopida si ceapa prajite afumate

INGREDIENTE

1 ½ kg de conopidă, decojită şi tăiată în bucăţi de 1 inch

½ ceapă roşie, feliată subţire

cană cu apă

½ cub de legume, maruntit

1 lingura. ulei de măsline extra virgin

½ linguriţă de chimen

½ linguriţă de pudră de ardei iute

piper negru

½ kilogram de spanac proaspăt, tocat grosier

Pune toate ingredientele într-un aragaz lent, cu excepţia ultimului.

Acoperiţi cu o mână de spanac şi umpleţi aragazul lent.

Dacă nu le puteţi potrivi pe toate deodată, lăsaţi primul lot să se gătească mai întâi şi adăugaţi mai mult spanac.

Gătiți timp de 3 până la 4 ore la foc mediu până când cartofii sunt moi.

Sfeclă roşie italiană prăjită şi kale

INGREDIENTE

1 ½ kg de sfeclă, decojită şi tăiată în bucăţi de 1 inch

½ ceapă roşie, feliată subţire

cană cu apă

½ cub de legume, maruntit

1 lingura. ulei de măsline extra virgin

½ linguriţă de dressing italian

piper negru

½ kilogram de varză proaspătă, tocată grosier

Pune toate ingredientele într-un aragaz lent, cu excepţia ultimului.

Acoperiţi cu o mână de kale şi umpleţi cu aragazul lent.

Dacă nu puteţi introduce totul dintr-o dată, lăsaţi primul lot să se gătească mai întâi şi adăugaţi mai multă varză.

Gatiti 3-4 ore la foc mediu pana cand sfecla este moale.

Nasturel si cartofi copti

INGREDIENTE

1 ½ kg de cartofi, curățați și tăiați în bucăți de 1 inch

½ ceapă, feliată subțire

cană cu apă

½ cub de legume, maruntit

1 lingura. ulei de masline

½ linguriță de ghimbir tocat

2 crengute de lemongrass

½ lingurita de ceapa verde, tocata

½ linguriță de pudră de ardei iute

piper negru

½ kilogram de nasturel, tocat grosier

Pune toate ingredientele într-un aragaz lent, cu excepţia ultimului.

Acoperiţi cu o mână de nasturel şi umpleţi aragazul lent.

Dacă nu puteţi introduce totul dintr-o dată, lăsaţi primul lot să se gătească mai întâi şi adăugaţi mai mult nasturel.

Gătiţi timp de 3 până la 4 ore la foc mediu până când cartofii sunt moi.

Spanac Prăjit Cu Măsline

INGREDIENTE

1 ½ kg de cartofi, curățați și tăiați în bucăți de 1 inch

½ măsline verzi, feliate subțiri

cană cu apă

½ cub de legume, maruntit

1 lingura. ulei de măsline extra virgin

½ linguriță de chimen

½ linguriță de pudră de ardei iute

piper negru

½ kilogram de spanac proaspăt, tocat grosier

Pune toate ingredientele într-un aragaz lent, cu excepția ultimului.

Acoperiți cu o mână de spanac și umpleți aragazul lent.

Dacă nu le puteți potrivi pe toate deodată, lăsați primul lot să se gătească mai întâi și adăugați mai mult spanac.

Gătiți timp de 3 până la 4 ore la foc mediu până când cartofii sunt moi.

Spanac Prăjit Cu Ardei Jalapeno

INGREDIENTE

1 ½ kilograme de buchete de broccoli

½ ceapă, feliată subțire

cană cu apă

½ cub de legume, maruntit

1 lingura. ulei de măsline extra virgin

½ linguriță de chimen

8 ardei jalapeno, tocați mărunt

1 ardei ancho

½ linguriță de pudră de ardei iute

piper negru

½ kilogram de spanac proaspăt, tocat grosier

Pune toate ingredientele într-un aragaz lent, cu excepția ultimului.

Acoperiți cu o mână de spanac și umpleți aragazul lent.

Dacă nu le puteți potrivi pe toate deodată, lăsați primul lot să se gătească mai întâi și adăugați mai mult spanac.

Gatiti 3-4 ore la foc mediu pana cand broccoli este moale.

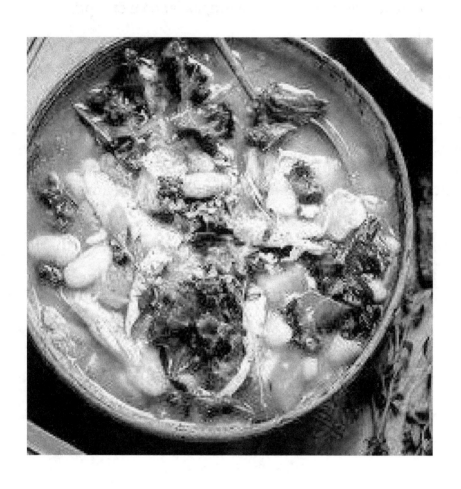

Curry cu spanac prăjit

INGREDIENTE

1 ½ kg de cartofi, curățați și tăiați în bucăți de 1 inch

½ ceapă, feliată subțire

cană cu apă

½ cub de legume, maruntit

1 lingura. ulei de măsline extra virgin

½ linguriță de chimen

½ linguriță de coriandru măcinat

½ linguriță de garam masala

½ linguriță de pudră de ardei iute

piper negru

½ kilogram de spanac proaspăt, tocat grosier

Pune toate ingredientele într-un aragaz lent, cu excepția ultimului.

Acoperiți cu o mână de spanac și umpleți aragazul lent.

Dacă nu le puteți potrivi pe toate deodată, lăsați primul lot să se gătească mai întâi și adăugați mai mult spanac.

Gătiți timp de 3 până la 4 ore la foc mediu până când cartofii sunt moi.

Varza de fasole thailandeză picante la cuptor

INGREDIENTE

1 ½ kg de buchețe de conopidă, albite (muiate în apă clocotită și apoi scufundate în apă cu gheață)

½ cană de muguri de fasole, clătiți

½ cană de apă

½ cub de legume, maruntit

1 lingura. ulei de susan

½ linguriță de pastă de chili thailandez

½ linguriță de sos Sriracha fierbinte

½ linguriță de pudră de ardei iute

2 ardei iute thailandezi de pasăre, tocate

piper negru

½ kilogram de spanac proaspăt, tocat grosier

Pune toate ingredientele într-un aragaz lent, cu excepția ultimului.

Acoperiți cu o mână de spanac și umpleți aragazul lent.

Dacă nu le puteți potrivi pe toate deodată, lăsați primul lot să se gătească mai întâi și adăugați mai mult spanac.

Gătiți timp de 3 până la 4 ore la foc mediu până când cartofii sunt moi.

Spanac picant și napi din Sichuan

INGREDIENTE

1 ½ kg de napi, decojiți și tăiați în bucăți de 1 inch

½ ceapă, feliată subțire

cană cu apă

½ cub de legume, maruntit

1 lingura. ulei de susan

½ lingurita de pasta de ardei usturoi

½ linguriță de boabe de piper Sichuan

1 stea de anason

2 ardei iute thailandezi de pasăre, tocate

piper negru

½ kilogram de spanac proaspăt, tocat grosier

Pune toate ingredientele într-un aragaz lent, cu excepția ultimului.

Acoperiți cu o mână de spanac și umpleți aragazul lent.

Dacă nu le puteți potrivi pe toate deodată, lăsați primul lot să se gătească mai întâi și adăugați mai mult spanac.

Gatiti 3-4 ore la foc mediu pana cand napii sunt moi.

Nasturel thailandez Morcovi si ceapa

INGREDIENTE

1 ½ kg de morcovi, curățați și tăiați în bucăți de 1 inch

½ ceapă, feliată subțire

cană cu apă

½ cub de legume, maruntit

1 lingura. ulei de măsline extra virgin

1 lingura. ulei de susan

½ linguriță de pastă de chili thailandez

½ linguriță de sos Sriracha fierbinte

½ linguriță de pudră de ardei iute

2 ardei iute thailandezi de pasăre, tocate

piper negru

½ kilogram de nasturel, tocat grosier

Pune toate ingredientele într-un aragaz lent, cu excepția ultimului.

Acoperiți cu o mână de nasturel și umpleți aragazul lent.

Dacă nu puteți introduce totul dintr-o dată, lăsați primul lot să se gătească mai întâi și adăugați mai mult nasturel.

Gatiti 3-4 ore la foc mediu pana cand morcovii sunt moi.

Yam prăjit şi cartofi dulci dulci

INGREDIENTE

½ kilogram de igname violet, decojit şi tăiat în bucăți de 1 inch

1 kilogram de cartof dulce, decojit şi tăiat în bucăți de 1 inch

½ ceapă, feliată subțire

cană cu apă

½ cub de legume, maruntit

1 lingura. ulei de măsline extra virgin

piper negru

½ kilogram de spanac proaspăt, tocat grosier

Pune toate ingredientele într-un aragaz lent, cu excepția ultimului.

Acoperiți cu o mână de spanac şi umpleți aragazul lent.

Dacă nu le puteți potrivi pe toate deodată, lăsați primul lot să se gătească mai întâi şi adăugați mai mult spanac.

Gătiți timp de 3 până la 4 ore la foc mediu până când cartofii sunt moi.

Igname albă la cuptor și cartofi

INGREDIENTE

1/2 kilograme de cartofi, curățați și tăiați în bucăți de 1 inch

½ kg de igname albă, decojită și tăiată în bucăți de 1 inch

1/2 kilograme de morcovi, curățați și tăiați în bucăți de 1 inch

½ ceapă roșie, feliată subțire

cană cu apă

½ cub de legume, maruntit

1 lingura. ulei de măsline extra virgin

½ linguriță de chimen

½ linguriță de coriandru măcinat

½ linguriță de garam masala

½ linguriță de piper cayenne

piper negru

½ kilogram de spanac proaspăt, tocat grosier

Pune toate ingredientele într-un aragaz lent, cu excepția ultimului.

Acoperiți cu o mână de spanac și umpleți aragazul lent.

Dacă nu le puteți potrivi pe toate deodată, lăsați primul lot să se gătească mai întâi și adăugați mai mult spanac.

Gătiți timp de 3 până la 4 ore la foc mediu până când cartofii sunt moi.

pastarnac si napi maghiari

INGREDIENTE

1/2 kilogram de napi, decojiți și tăiați în bucăți de 1 inch

1/2 kilogram de morcovi, curățați și tăiați în bucăți de 1 inch

1/2 kg păstârnac, decojit și tăiat în bucăți de 1 inch

½ ceapă roșie, feliată subțire

cană cu apă

½ cub de legume, maruntit

1 lingura. ulei de măsline extra virgin

½ linguriță de boia de ardei praf

½ linguriță. praf de ardei iute

piper negru

½ kilogram de spanac proaspăt, tocat grosier

Pune toate ingredientele într-un aragaz lent, cu excepția ultimului.

Acoperiți cu o mână de spanac și umpleți aragazul lent.

Dacă nu le puteți potrivi pe toate deodată, lăsați primul lot să se gătească mai întâi și adăugați mai mult spanac.

Gatiti 3-4 ore la foc mediu pana cand napii sunt moi.

Spanac simplu copt

INGREDIENTE

1 ½ kg de broccoli, decojit și tăiat în bucăți de 1 inch

½ ceapă roșie, feliată subțire

ceasca de bulion de legume

1 lingura. ulei de măsline extra virgin

½ linguriță de dressing italian

½ linguriță de pudră de ardei iute

piper negru

½ kilogram de spanac proaspăt, tocat grosier

Pune toate ingredientele într-un aragaz lent, cu excepția ultimului.

Acoperiți cu o mână de spanac și umpleți aragazul lent.

Dacă nu le puteți potrivi pe toate deodată, lăsați primul lot să se gătească mai întâi și adăugați mai mult spanac.

Gatiti 3-4 ore la foc mediu pana cand broccoli este moale.

Spanac şi morcovi copţi din Asia de Sud-Est

INGREDIENTE

1/2 kilogram de napi, decojiţi şi tăiaţi în bucăţi de 1 inch

1/2 kilogram de morcovi, curăţaţi şi tăiaţi în bucăţi de 1 inch

1/2 kg păstârnac, decojit şi tăiat în bucăţi de 1 inch

½ ceapă roşie, feliată subţire

½ cană de bulion de legume

1 lingura. ulei de măsline extra virgin

½ linguriţă de ghimbir tocat

2 tulpini de lemongrass

8 catei de usturoi, tocati

piper negru

½ kilogram de spanac proaspăt, tocat grosier

Pune toate ingredientele într-un aragaz lent, cu excepția ultimului.

Acoperiți cu o mână de spanac și umpleți aragazul lent.

Dacă nu le puteți potrivi pe toate deodată, lăsați primul lot să se gătească mai întâi și adăugați mai mult spanac.

Gatiti 3-4 ore la foc mediu pana cand napii sunt moi.

Varză şi varză de Bruxelles prăjită

INGREDIENTE

1 ½ kg de varză de Bruxelles, decojită şi tăiată în bucăţi de 1 inch

½ ceapă roşie, feliată subţire

cană cu apă

½ cub de legume, maruntit

1 lingura. ulei de măsline extra virgin

½ linguriţă de pudră de ardei iute

piper negru

½ kilogram de varză, tocată grosier

Pune toate ingredientele într-un aragaz lent, cu excepţia ultimului.

Acoperiţi cu o mână de kale şi umpleţi cu aragazul lent.

Dacă nu puteţi introduce totul dintr-o dată, lăsaţi primul lot să se gătească mai întâi şi adăugaţi mai multă varză.

Gatiti 3 ore la foc mediu pana cand varza de Bruxelles se inmoaie.

Spanac cu curry și cartofi

INGREDIENTE

1 ½ kg de cartofi, curățați și tăiați în bucăți de 1 inch

½ ceapă, feliată subțire

cană cu apă

½ cub de legume, maruntit

1 lingura. ulei de măsline extra virgin

½ linguriță de chimen

½ linguriță de coriandru măcinat

½ linguriță de garam masala

½ linguriță de pudră de ardei iute

piper negru

½ kilogram de spanac proaspăt, tocat grosier

Pune toate ingredientele într-un aragaz lent, cu excepția ultimului.

Acoperiți cu o mână de spanac și umpleți aragazul lent.

Dacă nu le puteți potrivi pe toate deodată, lăsați primul lot să se gătească mai întâi și adăugați mai mult spanac.

Gătiți timp de 3 până la 4 ore la foc mediu până când cartofii sunt moi.

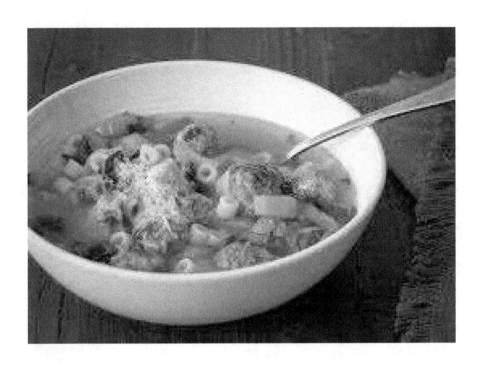

Curry de cartofi dulci şi kale

INGREDIENTE

1 ½ kg de cartofi dulci, decojiţi şi tăiaţi în bucăţi de 1 inch

½ ceapă, feliată subţire

cană cu apă

½ cub de legume, maruntit

1 lingura. ulei de măsline extra virgin

½ linguriţă de chimen

½ linguriţă de coriandru măcinat

½ linguriţă de garam masala

½ linguriţă de pudră de ardei iute

piper negru

½ kilogram de varză, tocată grosier

Pune toate ingredientele într-un aragaz lent, cu excepția ultimului.

Acoperiți cu o mână de kale și umpleți cu aragazul lent.

Dacă nu puteți introduce totul dintr-o dată, lăsați primul lot să se gătească mai întâi și adăugați mai multă varză.

Gătiți timp de 3 până la 4 ore la foc mediu până când cartofii dulci se înmoaie.

Jalapeno Nasturel şi păstârnac

INGREDIENTE

1 ½ kg de păstârnac, decojit şi tăiat în bucăţi de 1 inch

½ ceapă roşie, feliată subţire

cană cu apă

½ cub de legume, maruntit

1 lingura. ulei de măsline extra virgin

½ linguriţă de chimen

½ lingurita de ardei jalapeno, tocat

1 ardei ancho, tocat

piper negru

½ kilogram de nasturel, tocat grosier

Pune toate ingredientele într-un aragaz lent, cu excepția ultimului.

Acoperiți cu o mână de spanac și umpleți aragazul lent.

Dacă nu le puteți potrivi pe toate deodată, lăsați primul lot să se gătească mai întâi și adăugați mai mult spanac.

Gătiți timp de 3 până la 4 ore la foc mediu până când păstârnacul este moale.

Nasturel si broccoli in sos de chili si usturoi

INGREDIENTE

1 ½ kg de morcovi, curățați și tăiați în bucăți de 1 inch

1/2 kilogram de broccoli, decojit și tăiat în bucăți de 1 inch

½ ceapă, feliată subțire

cană cu apă

½ cub de legume, maruntit

1 lingura. ulei de susan

½ linguriță de sos de usturoi și ardei

½ linguriță. suc de lămâie

½ linguriță. ceapa verde tocata

piper negru

½ kilogram de nasturel, tocat grosier

Pune toate ingredientele într-un aragaz lent, cu excepția ultimului.

Acoperiți cu o mână de nasturel și umpleți aragazul lent.

Dacă nu puteți introduce totul dintr-o dată, lăsați primul lot să se gătească mai întâi și adăugați mai mult nasturel.

Gatiti 3-4 ore la foc mediu pana cand morcovii sunt moi.

Bok Choy picant și broccoli

INGREDIENTE

1 kilogram de broccoli, decojit și tăiat în bucăți de 1 inch

1/2 kilogram de ciuperci champignon, feliate

½ ceapă, feliată subțire

cană cu apă

½ cub de legume, maruntit

1 lingura. ulei de susan

½ linguriță de pudră chinezească cu cinci condimente

½ linguriță de boabe de piper Sichuan

½ linguriță de pudră de ardei iute

piper negru

½ kilogram de bok choy, tocat grosier

Pune toate ingredientele într-un aragaz lent, cu excepţia ultimului.

Acoperiţi cu o mână de bok choy şi umpleţi aragazul lent.

Dacă nu puteţi introduce totul dintr-o dată, lăsaţi primul lot să se gătească mai întâi şi adăugaţi mai mult bok choy.

Gatiti 3-4 ore la foc mediu pana cand broccoli este moale.

Spanac și ciuperci Shitake

INGREDIENTE

1 ½ kg de conopidă, decojită și tăiată în bucăți de 1 inch

½ kilogram de ciuperci shitake, feliate

½ ceapă roșie, feliată subțire

ceasca de bulion de legume

2 linguri. ulei din semințe de susan

½ linguriță de oțet

½ linguriță de usturoi, tocat

piper negru

½ kilogram de spanac proaspăt, tocat grosier

Pune toate ingredientele într-un aragaz lent, cu excepția ultimului.

Acoperiți cu o mână de spanac și umpleți aragazul lent.

Dacă nu le puteți potrivi pe toate deodată, lăsați primul lot să se gătească mai întâi și adăugați mai mult spanac.

Gatiti 3-4 ore la foc mediu pana conopida devine moale.

Spanac și cartofi cu pesto

INGREDIENTE

1 ½ kg de cartofi, curățați și tăiați în bucăți de 1 inch

½ ceapă, feliată subțire

ceasca de bulion de legume

1 lingura. ulei de măsline extra virgin

2 linguri. Sos pesto

piper negru

½ kilogram de spanac proaspăt, tocat grosier

Pune toate ingredientele într-un aragaz lent, cu excepția ultimului.

Acoperiți cu o mână de spanac și umpleți aragazul lent.

Dacă nu le puteți potrivi pe toate deodată, lăsați primul lot să se gătească mai întâi și adăugați mai mult spanac.

Gătiți timp de 3 până la 4 ore la foc mediu până când cartofii sunt moi.

Curry de cartofi dulci şi kale

INGREDIENTE

1 ½ kg de cartofi dulci, decojiţi şi tăiaţi în bucăţi de 1 inch

½ ceapă, feliată subţire

ceasca de bulion de legume

1 lingura. ulei de măsline extra virgin

2 linguri. pudră de curry roşu

piper negru

½ kilogram de varză proaspătă, tocată grosier

Pune toate ingredientele într-un aragaz lent, cu excepţia ultimului.

Acoperiţi cu o mână de varză şi umpleţi aragazul lent.

Dacă nu puteţi introduce totul dintr-o dată, lăsaţi primul lot să se gătească mai întâi şi adăugaţi mai multe varză.

Gătiți timp de 3 până la 4 ore la foc mediu până când cartofii dulci se înmoaie.

Blaturi de napi și napi cu pesto

INGREDIENTE

1 ½ kg de napi, decojiți și tăiați în bucăți de 1 inch

½ ceapă, feliată subțire

ceasca de bulion de legume

1 lingura. ulei de măsline extra virgin

2 linguri. Sos pesto

piper negru

½ kilogram de verdeață de nap proaspătă, tocată grosier

Pune toate ingredientele într-un aragaz lent, cu excepția ultimului.

Ornați cu o mână de verdeață de napi și umpleți aragazul lent.

Dacă nu puteți încadra totul dintr-o dată, lăsați primul lot să se gătească mai întâi și adăugați mai multe verdeață de napi.

Gatiti 3-4 ore la foc mediu pana cand napii sunt moi.

Chard și Morcovi cu Pesto

INGREDIENTE

1 ½ kg de morcovi, curățați și tăiați în bucăți de 1 inch

½ ceapă roșie, feliată subțire

ceasca de bulion de legume

2 linguri. ulei de măsline extra virgin

3 linguri. Sos pesto

piper negru

½ kilogram de sfeclă proaspătă, tocată grosier

Pune toate ingredientele într-un aragaz lent, cu excepţia ultimului.

Acoperiţi cu o mână de mătg şi umpleţi aragazul lent.

Dacă nu reuşiţi să introduceţi totul dintr-o dată, lăsaţi primul lot să se gătească mai întâi şi adăugaţi mai multă smog.

Gatiti 3-4 ore la foc mediu pana cand morcovii sunt moi.

Bok Choy şi morcovi într-un sos de chili şi usturoi

INGREDIENTE

1 ½ kg de morcovi, curăţaţi şi tăiaţi în bucăţi de 1 inch

½ ceapă, feliată subţire

ceasca de bulion de legume

1 lingura. ulei de susan

4 catei de usturoi, tocati

2 linguri. sos chili usturoi

piper negru

½ kilogram de Bok Choy proaspăt, tocat grosier

Pune toate ingredientele într-un aragaz lent, cu excepţia ultimului.

Acoperiţi cu o mână de Bok Choy şi umpleţi aragazul lent.

Dacă nu puteţi încadra totul dintr-o dată, lăsaţi primul lot să gătească mai întâi şi adăugaţi mai mult Bok Choy.

Gatiti 3-4 ore la foc mediu pana cand morcovii sunt moi.

Napi și păstârnac fierte la foc mic

INGREDIENTE

1 ½ kg de păstârnac, decojit și tăiat în bucăți de 1 inch

½ ceapă, feliată subțire

ceasca de bulion de legume

1 lingura. ulei de măsline extra virgin

piper negru

½ kilogram de verdeață de nap proaspătă, tocată grosier

Pune toate ingredientele într-un aragaz lent, cu excepția ultimului.

Acoperiți cu o mână de spanac și umpleți aragazul lent.

Dacă nu le puteți potrivi pe toate deodată, lăsați primul lot să se gătească mai întâi și adăugați mai mult spanac.

Gătiți timp de 3 până la 4 ore la foc mediu până când cartofii sunt moi.

Varza si broccoli fierte la foc mic

INGREDIENTE

1 ½ kilograme de buchete de broccoli

½ ceapă, feliată subțire

ceasca de bulion de legume

1 lingura. ulei de măsline extra virgin

2 linguri. Sos pesto

piper negru

½ kilogram de varză proaspătă, tocată grosier

Pune toate ingredientele într-un aragaz lent, cu excepția ultimului.

Acoperiți cu o mână de kale și umpleți cu aragazul lent.

Dacă nu puteți introduce totul dintr-o dată, lăsați primul lot să se gătească mai întâi și adăugați mai multă varză.

Gatiti 3-4 ore la foc mediu pana cand buchetele de broccoli sunt moi.

Andive și morcovi fierți în pesto

INGREDIENTE

1 ½ kg de morcovi, curățați și tăiați în bucăți de 1 inch

½ ceapă, feliată subțire

ceasca de bulion de legume

1 lingura. ulei de măsline extra virgin

2 linguri. Sos pesto

piper negru

½ kilogram de andive proaspete, tocate grosier

Pune toate ingredientele într-un aragaz lent, cu excepția ultimului.

Acoperiți cu o mână de andive și umpleți aragazul lent.

Dacă nu le puteți potrivi pe toate odată, lăsați primul lot să se gătească mai întâi și adăugați mai multă andive.

Gatiti 3-4 ore la foc mediu pana cand morcovii sunt moi.

Salata romana si varza de Bruxelles fierte incet

INGREDIENTE

1 ½ kilograme de varză de Bruxelles

½ ceapă, feliată subțire

ceasca de bulion de legume

1 lingura. ulei de măsline extra virgin

piper negru

½ kilogram de salata romana proaspata, tocata grosier

Pune toate ingredientele într-un aragaz lent, cu excepția ultimului.

Acoperiți cu pumni de salată verde și umpleți aragazul lent.

Dacă nu puteți încadra totul dintr-o dată, lăsați primul lot să se gătească mai întâi și adăugați mai multă salată romană.

Gatiti 3 ore la foc mediu pana cand varza de Bruxelles se inmoaie.

Andive şi cartofi fierţi încet

INGREDIENTE

1 ½ kg de cartofi, curăţaţi şi tăiaţi în bucăţi de 1 inch

½ ceapă, feliată subţire

ceasca de bulion de legume

1 lingura. ulei de măsline extra virgin

1 lingurita. condimente italienesti

piper negru

½ kilogram de andive proaspete, tocate grosier

Pune toate ingredientele într-un aragaz lent, cu excepţia ultimului.

Acoperiţi cu o mână de spanac şi umpleţi aragazul lent.

Dacă nu le puteţi potrivi pe toate deodată, lăsaţi primul lot să se gătească mai întâi şi adăugaţi mai mult spanac.

Gătiţi timp de 3 până la 4 ore la foc mediu până când cartofii sunt moi.

Napi și napi gătiți încet cu unt vegan vegan

INGREDIENTE

1 ½ kg de napi, decojiți și tăiați în bucăți de 1 inch

½ ceapă, feliată subțire

ceasca de bulion de legume

4 linguri. unt vegan sau margarina

2 linguri. suc de lămâie

3 catei de usturoi, tocati

piper negru

½ kilogram de verdeață de nap proaspătă, tocată grosier

Pune toate ingredientele într-un aragaz lent, cu excepția ultimului.

Se ornează cu o mână de verdeață de napi și se umple cu aragazul lent.

Dacă nu le puteți potrivi pe toate deodată, lăsați primul lot să se gătească mai întâi și adăugați mai multe verdeață de napi.

Gatiti 3-4 ore la foc mediu pana cand napii sunt moi.

Varză și păstârnac fierte în unt vegan

INGREDIENTE

1 ½ kg de păstârnac, decojit și tăiat în bucăți de 1 inch

½ ceapă, feliată subțire

ceasca de bulion de legume

4 linguri. unt vegan topit

2 linguri. suc de lămâie

piper negru

½ kilogram de varză proaspătă, tocată grosier

Pune toate ingredientele într-un aragaz lent, cu excepția ultimului.

Acoperiți cu o mână de kale și umpleți cu aragazul lent.

Dacă nu puteți introduce totul dintr-o dată, lăsați primul lot să se gătească mai întâi și adăugați mai multă varză.

Gătiți timp de 3 până la 4 ore la foc mediu până când păstârnacul este moale.

Spanac și morcovi în stil chinezesc fierte lent

INGREDIENTE

1 ½ kg de morcovi, curățați și tăiați în bucăți de 1 inch

½ ceapă, feliată subțire

ceasca de bulion de legume

1 lingura. ulei de susan

2 linguri. sos hoi sin

piper negru

½ kilogram de spanac proaspăt, tocat grosier

Pune toate ingredientele într-un aragaz lent, cu excepția ultimului.

Acoperiți cu o mână de spanac și umpleți aragazul lent.

Dacă nu le puteți potrivi pe toate deodată, lăsați primul lot să se gătească mai întâi și adăugați mai mult spanac.

Gatiti 3-4 ore la foc mediu pana cand morcovii sunt moi.

Bok Choy şi morcovi de gătit lent

INGREDIENTE

1 ½ kg de morcovi, curăţaţi şi tăiaţi în bucăţi de 1 inch

½ ceapă, feliată subţire

ceasca de bulion de legume

1 lingura. ulei de susan

1 lingura. ulei de rapita

2 linguri. sos hoi sin

piper negru

½ kilogram de Bok Choy proaspăt, tocat grosier

Pune toate ingredientele într-un aragaz lent, cu excepţia ultimului.

Acoperiţi cu o mână de bok choy şi umpleţi aragazul lent.

Dacă nu puteţi introduce totul dintr-o dată, lăsaţi primul lot să se gătească mai întâi şi adăugaţi mai mult bok choy.

Gatiti 3-4 ore la foc mediu pana cand morcovii sunt moi.

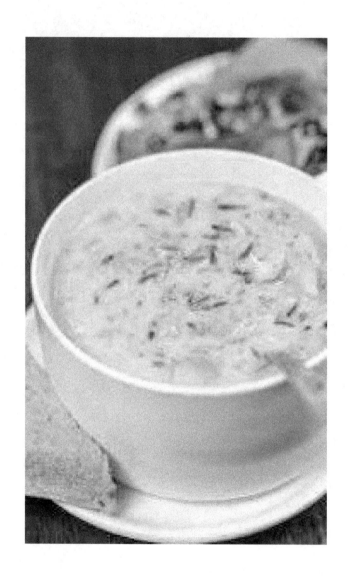

Microlegume şi cartofi cu gătire lentă

INGREDIENTE

1 ½ kg de cartofi, curăţaţi şi tăiaţi în bucăţi de 1 inch

½ ceapă, feliată subţire

ceasca de bulion de legume

2 linguri. ulei de măsline extra virgin

1 lingurita. seminte de anatto

1 lingurita. chimion

1 lingurita. suc de lămâie

piper negru

½ kilogram de micro legume proaspete, tocate grosier

Pune toate ingredientele într-un aragaz lent, cu excepția ultimului.

Acoperiți cu o mână de micro legume și umpleți aragazul lent.

Dacă nu le puteți potrivi pe toate deodată, lăsați primul lot să se gătească mai întâi și adăugați mai multe microverduri.

Gătiți timp de 3 până la 4 ore la foc mediu până când cartofii sunt moi.

Răzuiți părțile laterale și serviți.

CPSIA information can be obtained
at www.ICGtesting.com
Printed in the USA
BVHW031113150922
647127BV00011B/933